AF357745

APPEL

AUX

SOUVERAINS DE L'EUROPE,

SUR

LES MOYENS A EMPLOYER

POUR L'ENTIÈRE DESTRUCTION

DE LA PESTE,

PAR

M. FRANÇOIS SERRA,

Négociant sarde à Alexandrie (Égypte).

PRIX : 1 FR. 50 C.

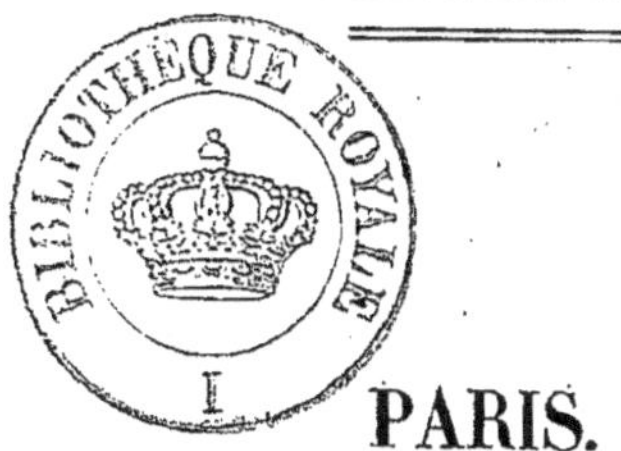

PARIS.

IMPRIMERIE ET LITHOGRAPHIE DE FÉLIX MALTESTE ET Cie,

RUE DES DEUX-PORTES-SAINT-SAUVEUR, No 18,

Près le passage du Grand-Cerf.

1841

APPEL

AUX

SOUVERAINS DE L'EUROPE.

La recherche des moyens à employer pour combattre et détruire la peste est une question qui intéresse vivement l'humanité tout entière, mais qui n'a point encore reçu sa solution de la science. Les docteurs Pariset, Clot-Bey, Gaétani-Bey, Lefèvre, M. Bulard, et plusieurs autres, ont dit à ce sujet tout ce que des expériences directes ou des idées théoriques leur avaient suggéré. Malheureusement ils ne se sont point trouvés d'accord : l'un a soutenu le système de la contagion, l'autre celui de l'épidémie ; un troisième a établi que la peste avait en Égypte un caractère essentiellement endémique. On ne sait donc encore rien de positif aujourd'hui sur la nature et le mode de propagation du fléau redoutable qui tient l'Europe sous le coup d'une éternelle menace.

Si, depuis de longues années, l'Europe en a été garantie, elle le doit aux mesures sanitaires observées par tous ses gouvernemens. C'est grâce à ces mesures que des bâtimens de pestiférés ont pu, à diverses époques, toucher impunément Trieste, Venise, Odessa, Malte, Livourne, Varignano, Marseille et autres ports ;

car la maladie a été promptement arrêtée, et ses effets neutralisés.

Ainsi, par exemple, les précautions prises par le gouvernement anglais firent disparaître en peu de mois la peste, qui, en 1813, dévastait Malte. Le gouvernement napolitain obtint un succès semblable lors de la peste de Neoja, en 1817.

L'expérience démontre que la Barbarie, pendant nombres d'années, a pu se préserver de la peste, à l'aide de demi-mesures sanitaires. C'est pour avoir négligé ces mesures que l'escadre turque, à son arrivée à Tripoli, y importa le fléau qui fit, en 1837, de si affreux ravages.

L'expérience nous apprend encore qu'à l'époque où la Grèce faisait partie de l'empire Ottoman, elle était, chaque année, affligée de la maladie pestilentielle. Celle-ci disparut dès l'instant où un gouvernement éclairé eut adopté des mesures sanitaires.

La Candie, sous le gouvernement de Méhémet-Ali, nous fournit un exemple analogue. Constantinople même, où l'on prétendait que la peste devait être permanente, parvient depuis trois ans à s'en garantir, au moyen de mesures qui sont encore bien imparfaites. Et remarquons que les relations de cette capitale sont immédiates avec Trébisonde où la peste, en 1839, a décimé la population.

La peste envahit l'île de Poros, en 1837, et n'en est expulsée que par l'adoption de mesures sanitaires, alors qu'elle avait déjà fait de terribles dévastations.

Ces exemples, et tant d'autres qu'il serait superflu de rapporter, nous conduisent à cette conséquence, immense dans ses résultats, immense dans ses applications, à savoir : *Que les mesures sanitaires, rigoureusement exécutées, sont un préservatif tout puissant contre la peste, et qu'elles font cesser le fléau dans les endroits où il sévit.*

Puisque l'Europe a su se mettre à l'abri des invasions de la peste, pourquoi l'Orient, marchant dans la même voie, ne s'affranchirait-il pas aussi du tribut meurtrier qu'il paie chaque jour à cette épouvantable maladie? Chrétiens et Musulmans ne doivent-ils pas ici s'unir contre cet ennemi commun? C'est dans l'Orient que la peste est aujourd'hui renfermée, et qu'il faut l'attaquer, l'abattre, l'anéantir.

Mais à qui appartient la glorieuse initiative de cette commune croisade? Aux puissances de l'Europe. Le fanatisme et les préjugés qui pèsent sur les populations musulmanes s'opposeront longtemps encore à ce que la Sublime Porte adopte seule et seule fasse exécuter des mesures dont d'ailleurs elle ne comprend pas elle-même toute l'efficacité. Le voulût-elle, ses moyens d'action ne sont plus assez puissans; les dernières commotions politiques ont détruit le prestige qui faisait sa force, et ont paralysé son influence. On ne peut donc compter sur le gouvernement turc, si on l'abandonne à ses propres moyens. Mais que les puissances de l'Europe lui proposent un concours actif, qu'elles lui envoient des hommes instruits, établissent des lazarets sur ces rivages, la peste disparaîtra comme elle a disparu dans les endroits où ces mêmes mesures ont été adoptées.

S'il s'agissait d'une de ces maladies comme il en existe à Salonique, à Chypre, à Alexandrette et dans d'autres contrées de l'empire turc, lesquelles maladies ne font point irruption loin du sol où elles ont pris naissance, la question serait moins grave puisqu'elle n'intéresserait qu'une localité. Mais il s'agit de la peste, de la peste qui, demain, peut sortir de son repaire, et que l'imprudence d'un simple employé aux lazarets peut déchaîner sur le monde; car on sait avec quelle effrayante mobilité elle se transporte d'un royaume à un autre royaume. L'histoire des épidémies pestilentielles est écrite en pages sanglantes dans les annales du moyen-âge.

L'Europe s'était attachée jusqu'ici à se préserver des atteintes de la peste. Elle se repose maintenant, confiante dans ses mesures sanitaires dont elle a reconnu l'efficacité. Mais les choses ont changé de face. La peste est plus voisine de nous; elle est plus menaçante que jamais. Je m'explique.

Les distances qui séparent les contrées doivent se calculer, moins par la longueur du trajet à parcourir que par la rapidité des moyens de transport. Sous ce point de vue, l'Europe est plus rapprochée de l'Orient depuis l'établissement de la navigation à la vapeur. La traversée ne dure que quelques jours, et par conséquent en quelques jours la peste peut être à nos portes. La fréquence de nos relations avec le Levant est une nouvelle source de dangers. Et d'ailleurs quelles entraves n'éprouve pas le commerce? A peine nos bâtimens ont touché les rives orientales qu'ils sont déclarés suspects, et qu'il leur faut subir de longues et dispendieuses quarantaines! Le maintien d'un pareil état de choses est commandé par notre sécurité; mais il cessera le jour où les souverains de l'Europe se seront concertés pour affranchir l'Orient de la peste, et nos rivages de continuelles alarmes.

Nous étions sur la défensive, changeons les rôles, devenons agresseurs. La peste nous attaquait chez nous, attaquons-la chez elle. Elle tenait nos ports bloqués : établissons un blocus contre les ports qui lui donnent une issue; pénétrons dans l'intérieur des terres, et assainissons par nos mesures les contrées qu'elle infecte ; le succès ne peut être douteux.

Nos relations internationales redeviendront libres, et la Méditerranée sera affranchie de la peste comme elle l'a été de la piraterie.

Cette année même (1841), la peste a fait plusieurs excursions qui heureusement sont venues se briser contre les mesures sanitaires. C'est ainsi que de la Syrie et de l'Egypte, elle s'est transportée à Malte, à Constantinople, aux Dardanelles.

Après ce qui s'est passé à Malte (Portafoglio Maltese, n° 164), qui douterait encore du caractère contagieux de la peste?

L'Angleterre avec ses bateaux à vapeur qui lui arrivent tous les mois de l'Égypte et qu'elle affranchit de quarantaine, est-elle à l'abri de la peste? L'expérience n'a que trop prouvé que ce fléau peut tôt ou tard éclater, et lui être fatal aussi bien qu'au reste de l'Europe.

En resserrant et circonscrivant la peste dans les contrées qu'elle occupe, nul doute qu'elle ne finît par disparaître d'elle-même. C'est l'incendie qui s'éteint alors qu'on empêche la flamme de s'alimenter.

Si la peste venait à éclater en Europe, nous saurions

quels moyens employer, et sans doute le succès couronnerait nos efforts. Eh bien! employons les mêmes moyens en Orient, et le succès ne nous fera pas défaut. Témoin la Barbarie où la peste n'existe plus depuis l'introduction des mesures sanitaires. Témoin Constantinople où elle a également cessé de se montrer.

Est-il vrai que la peste soit endémique en Égypte? C'est surtout M. Pariset qui a soutenu et développé cette opinion, dont les deux faits suivans suffisent pour démontrer l'inexactitude.

1° *Depuis dix ou onze années consécutives on n'avait pas vu en Égypte un seul cas de peste,* lorsque dans l'automne de 1812 arrivèrent à Alexandrie plusieurs navires infectés venant de Constantinople. Il n'y avait point de quarantaine. La peste apportée par ces navires atteignit d'abord les employés de la douane d'Alexandrie, puis elle envahit l'Egypte entière où elle sévit jusqu'en 1824.

2° *De 1824 à 1834 il n'y pas eu de peste en Égypte.* C'est le 8 juillet de cette dernière année que la maladie éclata dans le couvent grec situé près des Aiguilles de Cléopâtre. Bientôt elle se communiqua aux blanchisseuses qui avaient lavé le linge des pestiférés; plusieurs en moururent. Les maris de ces blanchisseuses, ouvriers pour la plupart à l'arsenal, furent atteints à leur tour. La peste se propagea avec une rapidité effrayante dans toute l'Égypte où depuis lors elle n'a cessé de régner. Il est très positif que cette invasion de la peste à Alexandrie, en 1834, fut déterminée par des vêtemens infectés arrivés de Chypre, et introduits en contravention aux mesures sanitaires.

Les deux faits que nous venons de citer prouvent

qu'à certaines époques la peste a été absente de l'É-
gypte. *Elle n'y existe donc point d'une manière endémique.*
Notons ensuite que c'est à Alexandrie, à la douane et
au couvent grec, que les premiers cas se sont mani-
festés, c'est-à-dire dans des endroits réunissant les
conditions les plus favorables de salubrité. Si la maladie eût eu le caractère endémique, elle aurait dû, dès le
principe, se manifester dans la haute ou dans la basse
Égypte, où l'air est moins pur, et les soins d'hygiène
plus négligés.

Ainsi l'Égypte n'est point, comme on l'a prétendu et
comme on le prétend encore aujourd'hui, le berceau
de la peste. Celle-ci se transporte d'un point à un autre point de l'empire Ottoman, surtout par la voie ma-
ritime, sans qu'on puisse remonter au principe de ces
diverses migrations. Peut-être les mœurs des Musulmans, les latitudes variées de leur pays, et les mouve-
mens annuels des pélerins se réunissant dans les saints
lieux, fournissent-ils à la peste ses voies de transport
et l'aliment de son existence.

En Égypte la peste sévit d'habitude au printemps ;
à Constantinople, c'est en automne. A la fin de juin elle
cesse en Égypte, et en juillet et août se montrent les
premiers cas à Constantinople, d'où elle disparait pour
se montrer de nouveau en Égypte. Presque toutes les
épidémies de peste qui ont ravagé les diverses contrées de l'empire Ottoman ont eu pour point de dé-
part l'Égypte ou Constantinople.

Nous le répétons encore, le gouvernement turc, mal-
gré les mesures sanitaires qu'il vient d'adopter, ne
pourra jamais détruire entièrement la peste, s'il n'est
activement secondé par les puissances européennes.

Les obstacles, il les trouvera surtout dans l'esprit fanatique des populations. En effet tout Musulman, à quelque classe de la société qu'il appartienne, est religieusement convaincu que la peste est un châtiment de Dieu, et que nul n'a le droit de se prémunir contre les volontés de l'Être Suprême.

C'est par condescendance pour des exhortations venues des représentans de l'Europe, bien plutôt que par conviction, que la Turquie et l'Égypte ont prescrit des mesures sanitaires contre la peste. Les gouvernemens de ces contrées sont toujours dominés par les mêmes préjugés. Il n'est pas un ministre, il n'est peut-être pas un pacha, qui ne touche avec la même indifférence un pestiféré ou un homme bien portant.

Quoi qu'il en soit, le premier pas est fait. Le Musulman s'est accoutumé à l'application des mesures sanitaires et le temps fera le reste, pourvu qu'on se hâte d'établir une pénalité contre les contrevenans. Cette pénalité n'existe pas encore en Turquie, du moins avec des formes légales, soit que le gouvernement n'en sente pas la nécessité, soit qu'il s'arrête devant des scrupules religieux. D'ailleurs, cette pénalité une fois établie ne pourrait pas encore atteindre les Européens sans l'assentiment et l'assistance des puissances de l'Europe.

C'est par contrebande qu'on introduisit en 1834 la peste en Égypte. En l'absence de pénalité, il n'y eut pas d'enquête. N'est-ce pas là un monstrueux abus? C'est en Orient plus qu'ailleurs qu'il faudrait une pénalité sévère, inflexible, pour imposer aux populations, et réprimer les tentatives d'un fanatisme aveugle.

Citons encore un exemple de la manière dont on parvient en Orient à s'affranchir des mesures sanitaires.

Cette année même (1841), au moment où la peste faisait le plus de ravage en Égypte, des navires qui avaient pris chargement à Alexandrie ont pu, pendant la traversée, changer leurs expéditions dans l'un des ports de l'empire turc, puis arriver à Constantinople en libre pratique, éludant ainsi les mesures presque illusoires de quarantaine établie en cette ville, mais qui, tout illusoires qu'elles sont, ont, depuis trois ans, garanti Constantinople d'une nouvelle invasion de la peste.

Il n'importe pas moins d'étouffer la peste dans les lieux où elle sévit que de s'opposer à ses excursions. C'est pour atteindre ce but qu'il faudrait établir des mesures sanitaires jusque dans l'intérieur de l'empire. Ici encore, le concours de l'Europe est indispensable. En effet, le Turc le plus opulent, aussi bien que le fellah le plus infime, regarde ces mesures comme oppressives et contraires à sa foi. Il veut s'y soustraire.

La peste vient-elle à frapper une personne riche? La famille fait en sorte que l'autorité n'en soit point informée. Si le malade succombe, on l'enterre secrètement, même dans sa cour, sans qu'on prenne aucune précaution à l'égard de ceux qui ont été compromis. Plusieurs cas de peste peuvent ainsi passer inaperçus. Alors même que plus tard l'autorité le saurait, elle ne sévirait point contre les auteurs du délit.

Si l'individu atteint de la peste est dans l'indigence, même discrétion de la part de sa famille. En cas de mort, la victime est abandonnée dans son misérable réduit dont chacun se sauve en emportant ce qu'il peut; ou bien les parens profitent des ténèbres de la nuit pour aller déposer le cadavre au milieu de la rue et l'y laisser. L'autorité reste pareillement impassible.

Les pestiférés qui ont échappé à la maladie vont se promener dans les mosquées, les cafés et autres lieux publics ou particuliers dès que leurs forces le leur permettent. Personne n'évite leur présence ni leur contact. Aucune mesure sanitaire ne s'oppose à leur libre circulation.

Voici comment on en agit avec la peste en Orient. Empressons-nous toutefois de reconnaître qu'en Égypte l'autorité prend plus de précautions. Dès qu'un cas de peste éclate à Alexandrie ou au Caire, l'autorité, quand elle en est informée, fait enlever le malade et purifier la maison, ainsi que les effets qui lui ont servi.

Mais ces mesures ne sont pas toujours exécutées avec la rigueur convenable. On a vu quelquefois des consuls européens se refuser à reconnaître les régle-mens sanitaires adoptés par Méhémet-Ali, et donner à leurs administrés des instructions contraires à ces ré-glemens. Plus d'une fois aussi le vice-roi a octroyé libre pratique à des provenances qui, aux termes des lois sanitaires établies par lui, auraient dû être assujéties à la quarantaine.

Ce ne sont là sans doute que des cas exceptionnels qui deviendront de plus en plus rares, à mesure que les dissentions politiques et religieuses s'effaceront en Orient. Mais des circonstances graves peuvent encore surgir ; et alors c'en serait fait de ces établisse-mens naissans et de ces mesures sanitaires qui, bien qu'imparfaites, ont déjà produit d'heureux résultats. L'empire turc est aujourd'hui aussi impuissant à se faire respecter au dedans qu'à se faire craindre au dehors. Il lui faut un appui; disons plus, il lui faut un conseiller. Il trouvera l'un et l'autre dans le concours éclairé de toutes les puissances de l'Europe.

Le moment de se concerter et d'agir est on ne peut plus opportun, aujourd'hui que la peste semble lasse de s'appesantir sur l'Égypte. Elle céderait, oui, elle céderait à une attaque sagement combinée. Il est d'observation que son activité est d'autant plus redoutable qu'elle visite une contrée dont elle a été plus longtemps absente. Aussi quels ne seraient pas les ravages du fléau, si tout à coup il reparaissait à Constantinople, ou dans quelque autre point de l'empire Ottoman ! Nul doute que le contrecoup ne retentît dans l'Europe entière. Il faudrait redoubler de précautions, de soins, de vigilance. Au contraire, si nous étouffons le mal dans son foyer, au lieu d'attendre ses invasions, nos moyens seront plus puissans, plus sûrs; le résultat sera plus durable.

Les mesures à adopter pour atteindre ce but sont celles qui sont actuellement en vigueur dans toute l'Europe. L'expérience a sanctionné leur efficacité. L'observation consciencieuse des nouveaux faits, et l'application des nouvelles découvertes, ne pourraient que concourir puissamment à l'extinction absolue de l'épouvantable fléau.

La mesure la plus urgente, celle qui me semble dominer toutes les autres, consisterait à empêcher tout bâtiment, quel qu'il soit, de naviguer avec patente brute de la peste. Des lazarets seraient établis de suite dans les pays infectés ou suspects. A leur tête seraient des hommes instruits, intègres. Dans chaque lazaret, on procéderait à la purification des marchandises et des voyageurs, et on ferait en sorte de rendre impossible la libre pratique sans ces précautions préalables.

Pour faire exécuter de pareilles mesures sanitaires, qu'on se hâte, je le répète encore, d'établir une pénalité très rigoureuse. Contre le fanatisme la persuasion est nulle, la crainte est tout. C'est donc par la crainte qu'il faut se faire obéir. Sur l'exécution de ces mesures sanitaires repose le salut des empires. Il faut à tout prix prévenir le retour d'une contrebande aussi fatale que celle qui en 1834 jeta ces germes pestilentiels qui se sont si profondément enracinés dans le sol égyptien.

Nous complétons notre pensée et résumons notre plan dans les six propositions suivantes :

1° Établir le plus tôt possible un lazaret à Alexandrie, et un autre en Syrie de manière que marchandises et passagers partent en libre pratique.

2° A la tête de ces lazarets seront des personnes éclairées, indépendantes, choisies et envoyées par l'Europe elle-même.

3° Des bâtimens de guerre, en toute communication avec les lazarets, seront chargés de faire respecter ces dispositions.

4° Les bâtimens de petit cabotage devront être également l'objet d'une surveillance active et spéciale.

5° Une ou plusieurs commissions de médecins inspecteront le reste de l'empire Ottoman, et notamment Trébisonde, où cette année on a signalé quelques cas de peste, pour prendre des mesures convenables.

6e L'Europe, une fois assurée que la peste ne pourra plus parvenir par voie de mer, s'occupera des moyens à employer pour l'éteindre dans l'intérieur de l'empire turc.

Ces lazarets ainsi disposés, on apprécie de suite quels innombrables avantages en découlent pour le commerce, quelle sécurité pour les populations. Nos ports deviennent libres. Plus de qurantaines. Les produits du Levant trouvent toutes les places de l'Europe ouvertes, et les relations de peuple à peuple deviennent la source d'une mutuelle prospérité et non plus d'incessantes alarmes. Ainsi comprimée dans son foyer d'infection, la peste s'éteint et disparaît.

Et qu'on ne croie pas que ce soient là des projets imaginaires impossibles à réaliser. Ce que je veux établir sur une vaste échelle, existe sur une petite dans nos états européens. Je demande qu'on applique aux contrées infectées de l'Orient les mêmes mesures que nous employons avec succès chaque fois que la peste veut mettre le pied sur notre littoral. C'est en Égypte et en Syrie que la peste existe encore aujourd'hui : c'est en Égypte et en Syrie qu'il faut organiser nos lazarets, et anéantir le fléau.

Si toutes les puissances parviennent à s'entendre pour travailler à cette œuvre généreuse, il n'y aura plus à craindre que les bâtimens venant de l'Orient changent leurs expéditions dans le but d'éviter les quarantaines. La contrebande deviendra matériellement impossible, ou du moins il sera plus aisé de l'atteindre.

Les gouvernemens de l'Europe sont maintenant les arbitres des destinées du monde. Qu'ils veuillent que la peste disparaisse et la peste disparaitra. L'empire Ottoman, qui compte aujourd'hui tant d'hommes éclairés comprendra l'urgence de ces mesures sanitaires, et contribuera lui-même à son propre affranchissement. C'est à notre siècle, si fécond en pensées grandes et nobles, qu'il appartient d'entreprendre et d'accomplir cette œuvre de haute civilisation.